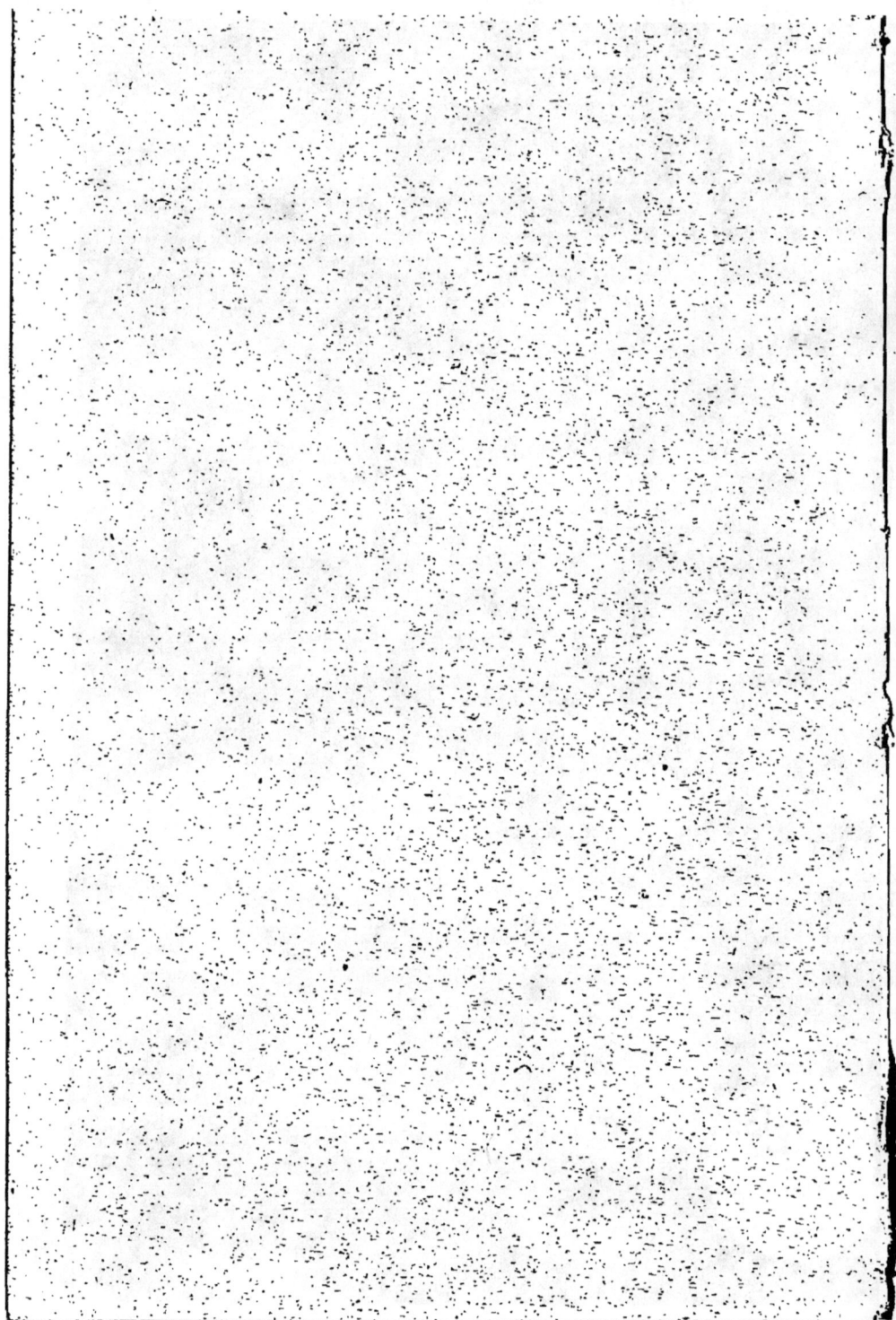

CONTRIBUTION A L'ÉTUDE

DE

L'ÉLECTRO-HOMÉOPATHIE

CONTRIBUTION

A L'ÉTUDE DE

L'ÉLECTRO-HOMÉOPATHIE

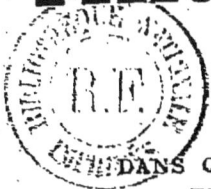

DE SON EMPLOI
DANS QUELQUES AFFECTIONS COURANTES
ET PRINCIPALEMENT DE CELLES
QUI AFFECTENT LE PLUS PARTICULIÈREMENT
LE TUBE DIGESTIF.

Première édition — Prix : 1 fr.

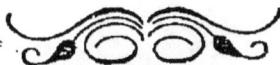

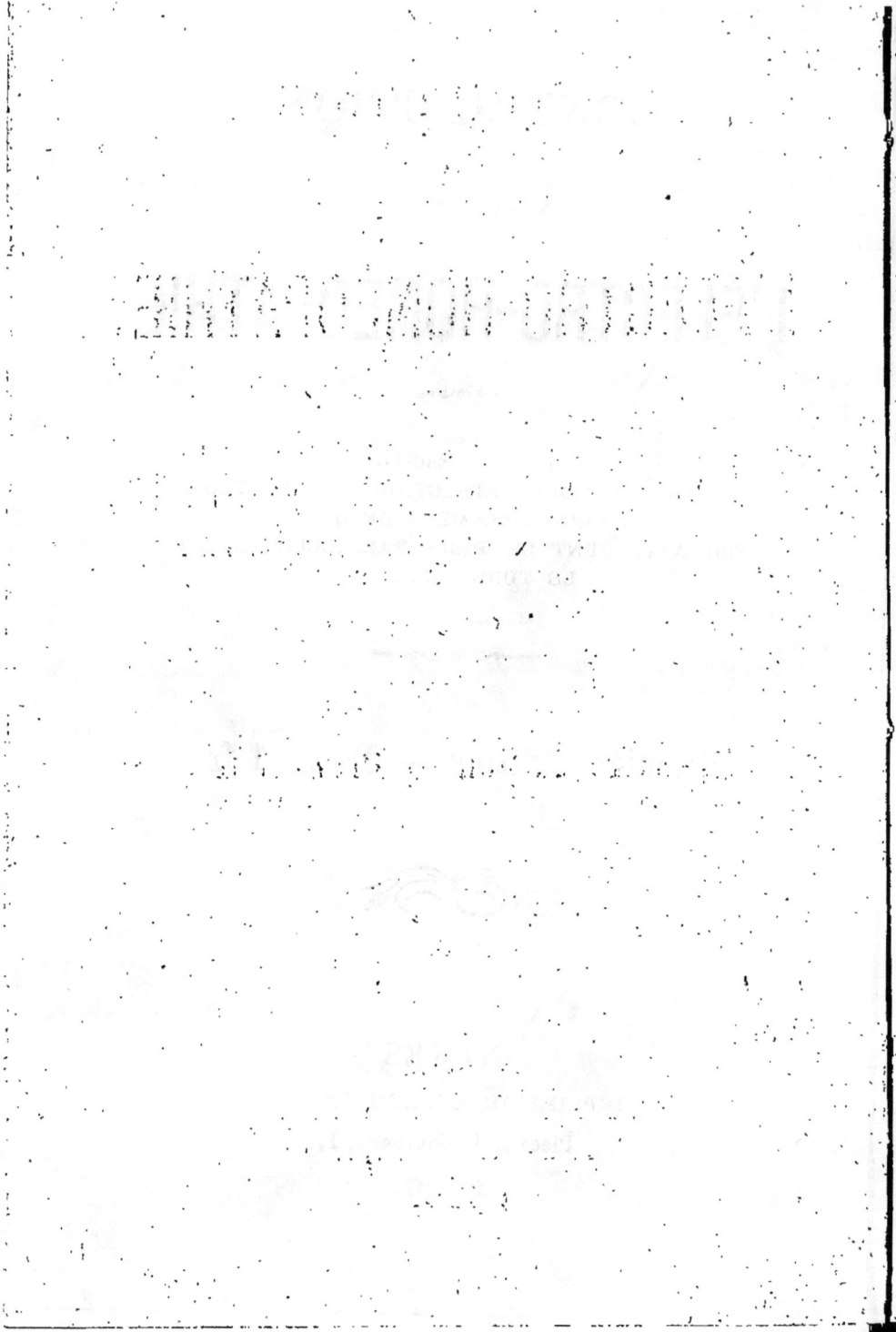

PRÉFACE

Plusieurs de nos amis, après avoir eu la louable intention de rendre un public hommage à la « Science Nouvelle » en ont tous été arrêtés, tel s'est contenté de ce noble désir ; tel autre avait déjà composé une grande partie d'un ouvrage qui eût certainement fait époque ; enfin un autre, savons-nous pertinemment, a mis la dernière main à un travail important, et au moment de le donner à l'impression, ne s'est plus senti le courage de le publier, il n'a osé confesser sa foi, soit par peur des sarcasmes, soit, nous préférons croire, par fausse modestie.

Devons-nous leur jeter la pierre !

Nous ne nous en sentons pas le courage, car nous-même, après avoir fait un travail que nous avions cru nécessaire, indispensable, ne nous sommes-nous pas laissé arrêter par un rien, par le manque de la seule approbation qu'en effet nous étions en droit d'attendre et sur laquelle nous comptions ! N'avons-nous pas eu la faiblesse regrettable de l'anéantir, et cependant il nous avait absorbé durant plusieurs longs mois; aussi aujourd'hui n'hésitons-nous plus, et croyons-nous de notre devoir de livrer ces quelques observations aux malades. Malgré leurs imperfections, nous espérons qu'elles pourront leur être de quelque utilité.

Tel est notre seul désir.

Puissions-nous l'atteindre !

E. S.

Nimes, le 15 septembre 1880.

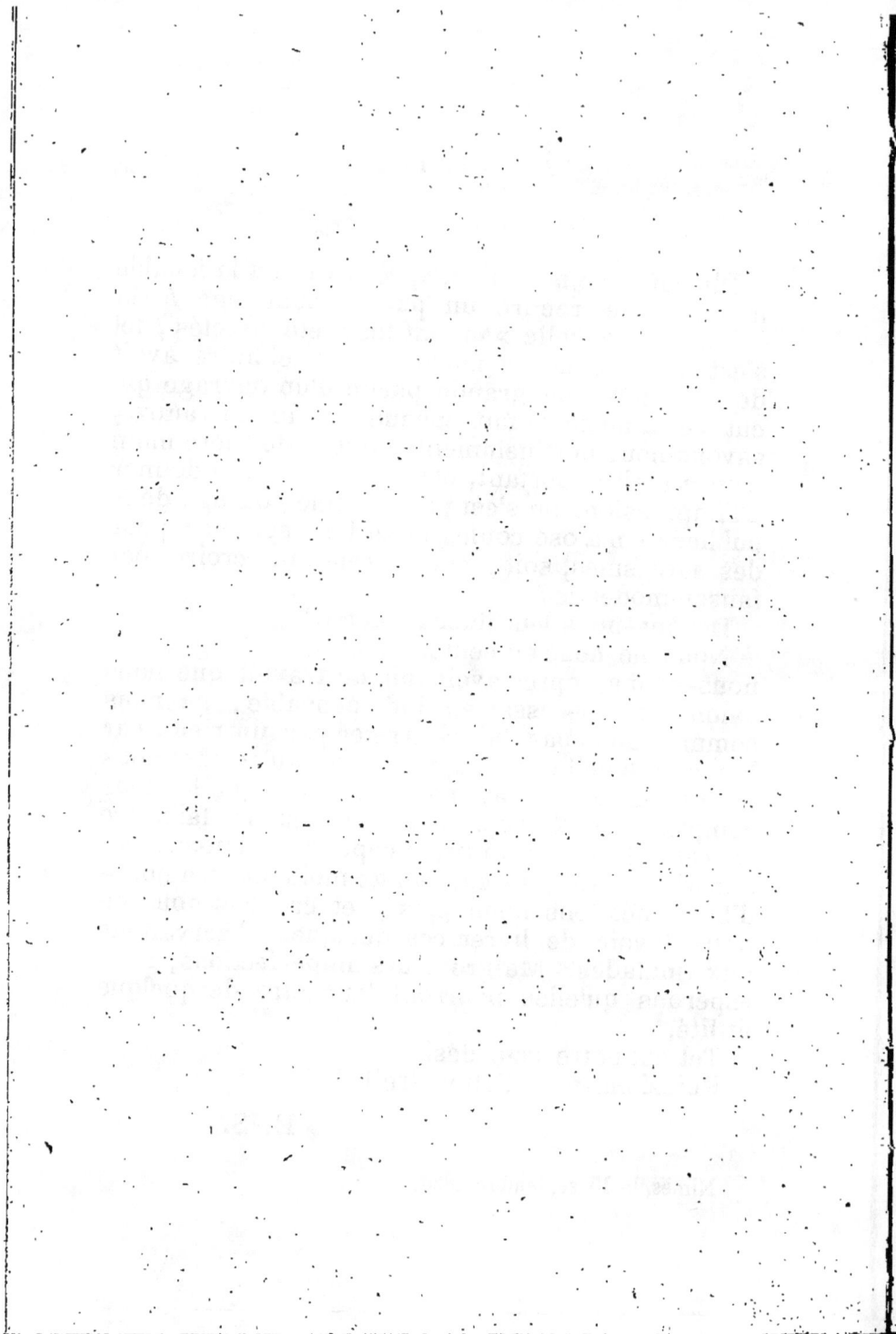

DE L'EMPLOI

DE

L'ÉLECTRO-HOMÉOPATHIE

dans quelques affections courantes (1).

L'homme renferme deux substances : par l'une, il vit ; par l'autre, il pense ; l'une est le centre des forces qui l'animent ; l'autre, le foyer de la pensée qui l'éclaire ; l'une crée sa vigueur ; l'autre fait naître ses sensations ; celle-là le rend l'égal des animaux ; celle-ci le fait Roi de la création.

La science n'a pas encore su définir la nature de ces deux substances, et il ne nous est permis que d'en connaître le siége principal. L'estomac et le canal intestinal sont le siége, le centre, le foyer de l'un ; et le cerveau, le siége de l'autre, que l'on appelle, dans l'homme, du nom d'intelligence, et de celui d'instinct dans les animaux.

Il existe tant de rapports sympathiques entre ces deux portions de notre existence, que le malaise de l'un nécessite toujours le malaise de l'autre ; un vif chagrin vient-il affecter le système nerveux, les fonctions de la digestion se ralentissent, se troublent, et quelquefois se paralysent ;

(1) Nous prions le lecteur de vouloir bien se reporter aux publications parues sur cette médication pour tous les cas qui l'intéresseraient en dehors de notre sujet de ce jour.

nous repoussons le pain parce que nous sommes dans la douleur. L'estomac se sent-il embarrassé, le cerveau se ressent aussitôt de ce malaise ; la tête est lourde ; un violent mal de tête, ou une migraine plus violente encore se manifeste ; notre paupière s'appesantit, et notre intelligence est frappée de stupeur.

Les moyens d'atteindre le mal diffèrent selon les deux siéges qui le renferment. Un traitement doit être employé, quand c'est l'estomac qui paralyse l'intelligence, et un autre, quand c'est l'intelligence qui trouble les fonctions de l'estomac. Dans ce dernier cas, la voix d'un ami, les conseils de la sagesse, les consolations de la vertu, la vue du clocher du village qui nous a vu naître, les embrassements de la famille sont souvent aussi puissants que tous les secours d'Epidame ; et le Suisse, soldat mercenaire à l'étranger, à qui les sons mélancoliques de la chanson de ses vallées, ont enlevé la soif des combats et l'amour de la vie, se hâte de quitter la pompe des villes, qui ne ramènent point le calme dans son cœur, et bientôt il se retrouve tout entier à la vue de ses lacs, de sa chaumière, de ses neiges, de ses rochers et de tous les objets de son amour.

Aussi ce n'est pas l'influence de la faculté intellectuelle qui va nous occuper ; le commun des hommes la connaît aussi bien que nous ; et le médecin

qui envie au peuple tous les autres moyens de guérison, ne lui disputera pas sans doute l'art d'admi-
nistrer celui-ci avec plus d'efficacité que lui. Mais
comme, dans les indispositions qui ont leur siége
partout ailleurs que dans l'intelligence, le peuple,
privé de données suffisantes, se jette entre les bras
des charlatans qui le rançonnent, ou de l'ignorance
qui le perd ; nous allons l'éclairer sur le véritable
siége d'un grand nombre de ses indispositions.
Le mal une fois découvert sera à moitié vaincu.

L'illustre Cabanis, dans son beau traité des rapports du physique et du moral de l'homme, a
consacré cette distinction importante entre les
mouvements qui dépendent des nerfs organes, de
la sensibilité, et les mouvements involontaires qui
résultent d'impressions reçues par les diverses
parties dont les organes sont composés. Il approu-
vait que toutes les idées et déterminations de la
volonté ne viennent pas uniquement des sens
comme on le pensait d'après Locke et Condillac,
mais que les impressions résultant des fonctions
de plusieurs organes internes y contribuent plus
ou moins, et dans certains cas paraissent les pre-
mières exclusivement.

C'est à ces impressions intérieures que se rap-
portent les diverses déterminations dont l'ensem-
ble est désigné sous le nom d'instinct. « Il faut
» considérer, dit Cabanis, le cerveau comme un

» organe particulier, destiné spécialement à pro-
» duire la pensée, de même que l'estomac et les
» intestins à faire la digestion, le foie à filtrer la
» bile, les parotides et les glandes maxillaires et
» sublinguales à préparer les sucs salivaires. »
L'ouvrage des rapports du physique et du moral
de l'homme est rempli de ces vues approfondies,
de ces idées lumineuses qui en ont fait naître
d'autres, et qui ont caractérisé l'écrivain penseur.
Suivant la doctrine de Bichat, qui atténue la puissance nerveuse, les viscères de la vie organique
sont le siége exclusif des passions. Bichat déve-
loppe sa théorie avec un art extrême : il la présente
sous toutes les formes, il l'appuie sur des raison-
nements les plus spécieux. Les deux systèmes
nerveux qu'il décrit isolément, semblent entière-
ment indépendants l'un de l'autre. Tous ces aper-
çus sur le siége des passions et les fonctions du
cerveau paraissent aussi justes qu'ingénieux; cette
distinction des deux vies, l'une de relation ou ani-
male, l'autre intérieure ou organique, séduit l'esprit
et frappe l'imagination. Cependant cette brillante
théorie est démentie par les faits. Nous avons
partagé l'erreur de Bichat jusqu'au moment où les
belles expériences de Legallois ont dissipé l'illu-
sion. Nous pensons donc que la vie organique est
absolument indépendante du cerveau.
Malgré les expériences, nous sommes loin

d'avoir des notions étendues et précises sur les facultés physiques du système nerveux; malgré les travaux de Haller et de son école; malgré ceux de Bichat et de Legallois, nous ne possédons encore qu'un petit nombre de faits exacts et importants sur une question qui intéresse à tant d'égards.

Déjà l'on savait que les nerfs donnent à nos organes la sensibilité et le mouvement à nos muscles; que le cerveau paraît plus particulièrement destiné aux phénomènes intellectuels, le cervelet aux mouvements; mais ce que l'on a ignoré le plus longtemps, c'est que la moelle de l'épine est la partie la plus utile du système nerveux.

Là se trouve le siège principal de la sensibilité et la source de tous nos mouvements; là réside l'instinct supérieur qui nous porte à respirer, de sorte qu'à la rigueur, on pourrait vivre privé du cerveau et du cervelet; mais la vie sans moelle épinière n'est plus possible un seul instant.

L'homme perdant tous les jours de sa substance, il faut qu'il répare tous les jours. L'unique moyen de réparation qui dépende de lui, c'est l'alimentation; la nature fait le reste.

L'organe destiné à une fonction si essentielle, doit jouir d'une haute importance dans le système, aussi voyons-nous que toutes les parties de notre corps, qui cessent d'être en rapport avec lui, cessent en même temps de participer à la vie.

L'estomac est l'organe principal de la digestion ; il reçoit le premier les aliments qui ont été mâchés, ramollis, imprégnés de salive dans la bouche ; et pendant le séjour que les aliments font dans sa cavité, il leur fait subir une première élaboration, celle du chyme. C'est un réservoir musculo-membraneux, contigu d'un côté à l'œsophage, de l'autre à l'intestin grêle, situé dans la région supérieure de l'abdomen et occupant l'épigastre et une partie de l'hypocondre gauche. Il a la forme d'un cône recourbé sur sa longeur, et placé transversalement, de manière à ce que la grosse extrémité du cône soit à gauche, et la petite à droite. Le diaphragme et le foie lui correspondent supérieurement.

L'estomac, comme je l'ai dit, est l'organe principal de la digestion. C'est là que l'œsophage apporte les aliments, et où ceux-ci commencent à éprouver des changements, qui sont les premiers degrés de l'état dans lequel ils peuvent réparer le sang.

L'estomac n'opère pas l'animalisation entière de l'aliment ; il ne fait que lui faire subir la chymification.

Le chyme formé dans ce viscère éprouve dans l'intestin duodénum une nouvelle élaboration : la chylification. Il y prend la forme dernière qui doit recevoir de l'appareil digestif la partie nutritive des aliments ; aussi le duodénum a-t-il été regardé par quelques-uns comme un second estomac.

La chymification a laissé beaucoup de choses obscures, et la chylification en laisse encore davantage. Ce qu'il y a de certain, c'est que les sucs biliaires et pancréatiques servent à cette dernière opération, et que la première apparence de chyle dans l'appareil digestif coïncide avec l'apparence de ces sucs. Mais ce qu'il importe de remarquer, c'est que l'influence de ces agents de la chylification n'est pas toute chimique, mais qu'elle dépend de la vitalité. Une passion, une douleur troublent, en effet, cette seconde digestion, comme on la nomme, aussi bien que la première : ce qui n'arriverait pas si l'action de la bile et du suc pancréatique versé sur le chyme, était toute chimique.

Les phénomènes digestifs qui se passent dans l'intestin grêle, canal fort long subséquent au duodénum, tendent à dépouiller la masse alimentaire de la partie chyleuse. Ce mouvement péristaltique consiste dans des contractions et ondulations graduelles des fibres circulaires qui existent dans les membranes musculeuses de l'intestin. Ces fibres se contractent successivement de haut en bas, de manière à faire cheminer la matière vers le gros intestin : à mesure que la masse approche de ce dernier intestin, elle jaunit, durcit et acquiert de la fétidité.

Le chyle, arrivé dans le sang, ne se change pas de suite en ce fluide : il lui faut un certain temps pour s'y assimiler. Aussi le reconnaît-on quelque temps après dans le sang d'une saignée.

Il faudrait ici entretenir nos lecteurs des phéno-mènes digestifs qui ont lieu dans l'intestin duode-num, de ceux qui se passent dans l'intestin grêle, et de ceux des gros intestins ou de la défécation. Si nous avions voulu parler longuement de toutes les hypothèses imaginées pour expliquer la chymifica-tion, il nous aurait fallu rappeler les expériences de Spallanzani, celles plus récentes encore de M. de Montègre; mais ne sont-elles pas la plupart inad-missibles ?

De nos jours, on considère cette opération com-me le résultat d'un grand nombre de causes : alté-ration des aliments eux-mêmes, influence de la chaleur du lieu, des mouvements oscillatoires de l'estomac, surtout des sucs versés par les parties de ce viscère, de la salive incorporée aux aliments, et avalée avec eux : de l'air qui a été avalé, et qui agit ou par sa masse ou par un de ses principes composants, etc. Boërhaave professait que les ali-ments renfermés dans l'estomac, comme dans un vase clos et chaud, éprouvaient un peu de fermen-tation et de putréfaction par la réaction seule de leurs principes composants, et qu'ensuite par le con-cours des sucs salivaires œsophagiens, gastriques, qui leur étaient mêlés par le secours de l'air aspiré, de la chaleur développée dans l'organe, par l'influence des mouvements oscilatoires de l'estomac et de ceux que lui impriment les artères voisines et les muscles de la respiration, ils achevaient d'être chymifiés.

Dumas admet que les aliments éprouvant dans l'estomac un commencement de fermentation, afin que les principes qui les composent soient unis, comme on dit en chimie, à l'état naissant, mais que bientôt cette fermentation est donnée par l'action vitale de la chymification. Il assigne comme causes coïncidentes de cette chymification, la nature fermentiscible des aliments, la facilité de leur dissolution et décomposition, l'énergie active des dissolvants gastriques, la chaleur et l'humidité de l'estomac, le mélange intime des sucs gastriques, l'introduction de l'air avec les aliments, les mouvements de l'estomac et les contractions et déclarations alternatives de ses parois, ceux qui lui impriment les agents respiratoires et les artères voisines, la puissance invisible de la vitalité.

La manière dont les aliments s'accumulent dans l'estomac, le séjour qu'ils y font, l'altération qu'il leur fait éprouver, la manière dont il les pousse ensuite dans le duodenum lorsqu'ils sont chymifiés, etc., tout cela constitue un des actes les plus importants de la grande fonction digestive.

L'espace de temps de la fonction digestive dans l'estomac, quoiqu'on puisse le fixer, en général, à environ quatre heures, est cependant relatif à diverses circonstances qu'il importe de signaler. Il dépend : 1° de la nature et de la qualité des aliments; plus ils sont faciles à digérer, moins ils restent dans l'estomac ; plus ils sont durs et fibreux, plus le séjour dans ce viscère se prolonge : la même proportion s'observe relativement à leur quantité ; 2° de l'impression qu'ils font sur l'estomac : l'aliment qui plaît et qu'on désire se digère plus parfaitement et plus rapidement que tout autre; 3° de la préparation qu'ils ont subie avant d'être ingérés : s'ils ont été assez attendris par la coction ou la macération, et surtout s'ils ont reçu un certain degré d'assaisonnement nécessaire, dans l'état où nous vivons aujourd'hui, pour réveiller l'action de l'estomac, la digestion est plus rapide ; 4° du genre d'exercice ou d'occupation à laquelle on se livre après le repas : le travail du cabinet et les passions ralentissent et suspendent la digestion : lorsqu'on a pris peu d'aliments, il est utile d'imiter la conduite des animaux qu'un instinct naturel porte alors au repos : l'exercice, au contraire, est utile pour prévenir les inconvénients qui pourraient résulter d'aliments pris à l'excès; 5° de l'état du pylore : les aliments sortent plus ou moins rapidement de l'estomac, suivant que cette ouverture est plus ou moins dilatée ; 6° enfin, de l'âge, du sexe, du climat, des saisons et des habitudes.

Nous n'avons pu donner ici qu'une exposition succincte de la digestion, de cette fonction complexe qui embrasse et emploie dans sa généralité d'autres fonctions, comme des sensations tant externes qu'internes, des actions musculaires, des sécrétions, etc. L'importance de l'absorption dans l'économie est extrême : 1° en ce qu'elle fournit l'élément réparateur du fluide qui nourrit tous les organes du sang, et que sous ce rapport, elle tient toutes les fonctions sous sa dépendance ; qui ne sait pas que de mauvaises digestions amènent un état cachectique ; que de bonnes digestions, au contraire, remontent une constitution usée ? 2° parce qu'elle envoie sympathiquement, pendant qu'elle s'opère, des forces dans toute l'économie, et semble être ainsi un point d'appui pour toutes les fonctions ; on a vu en effet la faiblesse disparaître bien avant la chylification ; 3° parce qu'elle entraîne, pendant sa durée, des directions diverses de la sensibilité, qui est tour à tour concentrée sur son appareil, ou disséminée dans tout l'organisme. D'un autre côté, cette fonction, quoique capitale, est subordonnée, comme toute autre, aux deux conditions qui président partout, dans notre machine, à l'entretien de la vie. 1° à l'arrivée d'un

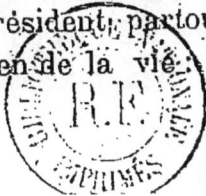

sang propre à entretenir la vie ; sous ce rapport, elle est dépendante de la circulation qui lui apporte ce sang, de la respiration qui le vivifie, des sécrétions qui le dépurent, de l'absorption qui concourt avec elle à son renouvellement ; et 2 : à une influence du système nerveux, soit que directe, elle consiste en des sensations ou actions musculaires qu'elle emploie dans sa généralité, comme gustation, mastication, déglutition, défécation ; soit qu'indirecte, cette influence nerveuse tienne à celle qu'elle a sur la circulaire, la respiration, et dont la digestion est à son tour dépendante. C'est ainsi que, dans les fonctions de l'homme, tout ramène à cette réciprocité, à ce *consensus* d'Hippocrate, à ce cercle où le père de la médecine ne pouvait trouver ni commencement ni fin.

La plupart des maladies de l'estomac proviennent de la quantité et de la nature des aliments, et du séjour plus ou moins long qu'ils font dans ce viscère, ainsi que des boissons dont on fait usage. Comme ces maladies influent, par là mauvaise chimification dont elles sont la cause, sur toute l'économie, il importe de les prévenir ; et lorsqu'elles se sont déclarées, de prendre des mesures pour leur curation. Le moyen de les prévenir, c'est de n'user que d'aliments sains et de facile digestion, tels que les plantes potagères, les viandes bien cuites, ou bien macérées ; d'éviter tout excès dans l'usage de ces mêmes aliments ; de ne faire usage que de boissons qui aident à la force digestive de l'organe ; de s'interdire toutes celles dont l'effet est d'en affaiblir l'énergie par l'excès d'action qu'elles lui communiquent : telles sont, en général, celles qui, comme les liqueurs, contiennent beaucoup d'esprit de vin.

La digestion est donc l'ingestion des aliments dans l'appareil digestif et leur élaboration dans cet appareil, de manière qu'une partie transformée en suc réparateur, va renouveler immédiatement le sang et les organes, tandis que l'autre est dépouillée de tout principe propre à être assimilé.

Qu'un malade se soit livré à une grande prostration des forces vitales, après avoir passé subitement du chaud à une atmosphère glaciale, on lui dit que la cause de sa maladie est une sueur rentrée ; quand la chute d'un corps a ébranlé vivement une partie de sa charpente, l'a plongé dans le délire et dans les souffrances les plus aiguës, on regarde ce coup comme la cause de sa maladie ; enfin dans tous les dérangements qui l'abattent, on ne manque pas de trouver la cause de ces affections intérieures dans un événement extérieur.

Cette persuasion ne nous paraîtrait que ridicule, si elle n'influait sur la pensée, et si elle n'entretenait des conséquences fâcheuses ; ceux qui sont habitués à raisonner de la sorte ne manquent pas de trouver la cause où le siége de nos douleurs dans les différentes parties des organes qui en donnent les symptômes, plus ou moins exclusivement. Ainsi, qu'il nous survienne une ophthalmie, une surdité, une accès de goutte, une rétention d'urine etc., la cause et le vrai siége sont dans l'œil, dans l'organe de l'ouïe; dans la jambe, dans les reins, etc., et l'on dirige alors les moyens de guérison vers ces prétendus siéges de la maladie. Le public juge bientôt du succès de ces fa'ales méprises.

Certes, comment la nature qui se montre partout si conséquente, si bonne, si ingénieuse, si simple dans ses moyens; comment pourrait-elle échapper au juste reproche d'une déraison impardonnable, si elle avait mis la cause de nos maladies dans tout autre foyer, de sorte qu'il nous fût impossible de l'attaquer dans les viscères abdominaux ? N'est-ce pas là, en effet, le seul organe qui soit, si je puis m'exprimer ainsi, perméable à nos efforts ? Pouvons nous arriver à toute autre partie de nous-même, par une autre voie que par celle que nous montre la nature. Les pores de la peau sont, il est vrai, de précieuses voies de communication ; mais il ne nous est guère possible d'en obtenir des résultats réellement satisfaisants qu'autant que nous leur demandons un soulagement localisé à la partie malade, et encore est-il indispensable que la médication interne soit employée simultanément ; car si on s'en passait on s'exposerait à n'avoir obtenu qu'un résultat momentané.

Mais du reste quand c'est un des organes principaux et essentiels de la vie qui se trouve affecté, tels que le cœur, le cerveau, les poumons, etc., pouvons-nous les atteindre par une autre voie que le canal alimentaire ? Nous aidons certainement la médication interne par des bains des compresses, des onctions, indispensables certainement ; mais qui seuls cependant n'atteindraient pas le but.

Or, il n'y a en ceci de nouveau que les moyens curatifs (1), que nous nous empressons d'offrir à la santé des malades, et dont nous n'hésitons pas de proclamer les vertus conservatrices, parce que, parfaitement éclairé par une expérience plus raisonnée et établie sur des faits mieux coordonnés, nous en avons reconnu de plus en plus la haute importance et l'incontestable efficacité, et que toutes les bénédictions du pauvre comme celles du riche sont venues encourager notre entreprise.

Le principe de nos maladies se trouve dans la lymphe et un des grands moyens d'arriver dans

(1) On se demandera, certainement, en quoi consiste le traitement ; le cadre de ce petit travail ne nous permettant pas de développer dans son entier la théorie de la « *Science Nouvelle.* » Nous ne pouvons mieux faire de renvoyer aux ouvrages parus sur l'*Electro-Homéopathie.*

les parties malades est de confier le soin de porter
le remède au canal intestinal.

L'emploi des spécifiques Electro-homéopathiques
n'excite aucune secousse, on n'en éprouve une
certaine contrariété que lorsque les doses sont trop
fortes et rien ne devient plus facile alors que de
descendre graduellement aux doses qui con-
viennent.

Nous ne craignons pas de dire (notre expérience
nous l'a si souvent confirmé) que l'administration
répétée des grains Electro-Homéopatiques est un
des plus puissants moyens qui soient offerts à
l'art pour combattre, en général, les affections
maladives du genre chronique; c'est peut-être
même le seul qui offre des résultats aussi satisfaisants que nombreux, si l'on considère avec im-
partialité l'influence des autres méthodes de guérison.

A la suite d'Hippocrate, Galien, Celse, Sthal,
Sydenham, nous prenons la méthode dépurative
végétale et nous ne pouvons mieux faire qu'en
donnant à la lymphe des principes végétaux sus-
ceptibles de la modifier et ainsi tout l'organisme.

Notre théorie se résume en somme par ces
simples mots : purifier, renouveler, dépurer, comme
l'on dit quelquefois, la lymphe ou le sang, suivant
que c'est l'un ou l'autre qui est atteint ; les 9/10 du
temps, le lecteur aura pu voir dans les ouvrages

plus complets et traitant indistinctement de toutes les maladies qui attaquent l'humanité, la lymphe doit être ramenée à son état normal pour qu'on voit revenir la santé.

Nous croyons inutile d'insister davantage, qu'il nous suffise de dire avant de donner le traitement à suivre pour quelques-unes des principales maladies qui nous occupent, que nous pourrions citer ici des centaines de cures opérées par cette nouvelle méthode sur des malades condamnés ou abandonnés ; mais qu'afin qu'on puisse continuer de nous confier les infirmités sans crainte de les voir ou communiquer ou publier, nous nous abstiendrons toujours de rendre public rien de ce qui nous est confié.

LISTE DES REMÈDES

Remèdes intérieurs.

Antiscrofuleux
Anticancereux
Antiangioïtique
Antivénérien
Febrifuge
Vermifuge
Pectoral

Nouveaux remèdes.

Anticancereux nouveau
»   double ou doppio
»   n° 4
»   n° 5
»   n° 6
»   n° 10
Antiscrofuleux nouveau
»   double ou doppio
»   n° 5
»   n° 6
Fébrifuge nouveau (usage en compresses
aux hypocondres)
Pectoral nouveau
»   n° 3
»   n° 4
Vermifuge nouveau
Antiangioïtique nouveau
»   n° 3

Liquides aux propriétés électriques

Electricité rouge, positive
»   jaune, négative
»   blanche pour compresses
»   bleu angioïotique ou vasculaire
»   verte négative

Abréviation Élect. R. pour électricité rouge

   »   S   pour Antiscrofuleux

   » S^5 pour Antiscrofuleux n° 5.

Lorsque dans le traitement le nom du remède est seul indiqué, il est sous-entendu que c'est à la première dilution qu'il doit être employé ; si c'était à la deuxième, troisième, on ferait suivre des signes II, III ; ainsi A III signifie A à la troisième dilution.

S^5 II, signifie antiscrofosolo n° 5 à la deuxième dilution.

Le signe « — » indique qu'il faut alterner tel ou tel remède ainsi S^2 « — » P^4 II, signifie qu'il faut alterner S^2 première dilution avec P^4 deuxième dilution ; S « — » A, « — » Ven, signifie alterner S première dilution avec A première dilution et Ven également première dilution.

Les mêmes signes servent pour les liquides électriques.

Les abréviations suivantes s'emploient aussi quelquefois et sont en particulier assez courantes pour l'indication des points à électriciter et pour lesquels on voudra bien se rapporter à la gravure placée à la fin de ce petit opuscule.

Bain signifiera donc   Bain ordinaire

  »   S.   »   »   » de siège

Comp.   »   »   Compresses

Onct.   »   »   Onctions

Garg. signifiera donc   Gargarisme

Inj.   »   »   Injection

Occ.   »   »   Occiput

Symp.   »   »   Grand sympatique

Plex. sol. »   »   Plexus solaire

Sus orb.   »   »   Sus orbital

Sous orb. »   »   Sous orbitaur

Hypoc.   »   »   Hypocondres

A. B. S.   »   »   A boire souvent

Mais il faudra toujours se rappeler que si la gorgée doit être prise de 10 en 10 minutes environ sans qu'il y ait rien de mathématique, on doit s'efforcer cependant d'être aussi exact que possible.

Toutes les autres abréviations seront aussi faciles à trouver que celles qui précèdent et nous nous efforcerons du reste d'en user le moins que nous le pourrons.

Liste des quelques maladies dont nous nous proposons de donner dans ce petit opuscule la définition et le mode de traitement.

Abcès	Constipation	Gastralgie
Aigreurs	Diarrhée	Gastrite
Asthme	Digestions difficiles	Indigestion.
Bronchite	Dyssenterie	

Abcès. — On appelle ainsi toute collection de pus dans une cavité accidentelle ou naturelle.

Causes. Le pus, quelque part qu'il se forme, est toujours le résultat d'une sécrétion morbide qu'on appelle supuration, et qui est elle-même toujours précédée d'une inflammation dont la cause, l'intensité et la marche varient beaucoup. Quand l'inflammation du tissu cellulaire dépend de la carie et surtout celle des vertèbres, on appelle la collection de pus qui en résulte : *abcès symptomatique* ou *par congestion* ; dans tous les autres cas, on l'appelle, par opposition, *abcès idiopathique* ; et si l'inflammation qui précède est faible et légère, on l'appelle : *abcès froid* ; si au contraire elle est vive et aiguë : on l'appelle, *abcès phlegmoneux* ; quelquefois elle est si rapide sans être très forte que l'on a appelé abcès soudain ceux qui en résultent.

La plupart des abcès s'ouvrent ; c'est en quelque sorte leur terminaison naturelle. Quel que soit leur siége, ils tendent toujours, comme les corps étrangers, à se porter, soit vers la peau, ce qui est le plus ordinaire, soit vers une cavité muqueuse, ce qui est rare et n'a lieu que dans quelques cas où ils ont leur siége dans le tronc ou vers l'origine des membres. Ils arrivent plus ou moins vite, suivant leur profondeur, et les obstacles qu'ils rencontrent sous la peau. Celle-ci s'amincit, s'élève en pointe, blanchit, s'atténue de plus en plus ; l'épiderme se déchire, et le pus s'écoule plus ou moins vite suivant diverses circonstances. Les parois de la cavité se resserrent, se rapprochent, s'unissent entre elles ; les bords de l'ouverture abaissés, s'unissent avec le fond qui s'élève ; il se forme une cicatrice qui ressemble à celle d'une piqûre ; il reste pendant un certain temps un petit noyau dur qui diminue peu à peu et disparait bientôt tout à fait et le tissu cellulaire a repris sa laxité primitive. Cette marche, loin d'être toujours la même et toujours aussi simple, présente beaucoup de variétés ; quand l'abcès s'ouvre dans une cavité muqueuse, quelquefois il n'en résulte aucun accident; d'autres fois, au contraire, le passage du pus constitue un accident grave, comme, par exemple, quand l'abcès s'ouvre tout-à-coup dans les voies aériennes.

Traitement. 1· A l'intérieur, *Scrof* ou *ang*, selon la constitution au deuxième verre.

En cas de résistance, C₅ à la dose ordinaire.

2· A l'extérieur, onction sur les abcès avec une pommade faite C⁵ 20 grains, axonge 30 grammes. Inutile d'ajouter que s'il y a trace de virus syphilitique, on joindra à l'usage de ces spécifiques celui du *ven*.

Aigreurs d'estomac. — On donne ce

nom aux rapports acides qui accompagnent les mauvaises digestions et qui peuvent avoir lieu même à jeun dans certaines maladies.

Guéries par Scrof au troisième verre et application de compresses imbibées d'El R au sympathique de l'estomac.

Asthme. — Maladie nerveuse caractérisée par une gêne considérable de la respiration, qui revient périodiquement et qui n'est liée à aucune affection organique. L'asthme est souvent héréditaire ; il attaque rarement avant la puberté ; il est plus commun chez les hommes que chez les femmes, dans l'été et l'hiver que dans les saisons tempérées.

Le séjour dans une chambre étroite, dans une atmosphère humide, les changements subits dans le poids de l'air, la contraction mécanique du torax, l'inspiration de vapeurs stimulantes, l'impression d'odeurs vives, la distension de l'estomac par des aliments flatueux, la suppression de la transpiration cutanée, d'une hémorrhagie habituelle, l'exercice prolongé de tout le corps, celui des bras et des poumons en particulier, les passions vives, la rétrocession de la goutte, etc., sont autant de causes qui peuvent en provoquer le développement, et surtout en renouveler les attaques.

Quelquefois l'asthme est précédé de phénomènes particuliers, tels que le dérangement des diges-tions, l'assoupissement après le repas, les rap-ports gazeux insipides, les bâillements, l'urine incolore, une dyspnée légère, une petite toux sèche et convulsive ; quelquefois l'invasion est subite. C'est ordinairement pendant la nuit, vers deux heures qu'elle a lieu. Le malade est tout à coup réveillé par une gène considérable dans la respiration, un sentiment de compression, de res-serrement dans la poitrine ; il est obligé de quitter la position horizontale, de s'asseoir, d'incliner le corps en avant, ou même de se tenir debout. L'ins-piration et l'expiration se font lentement, et avec une sorte de sifflement, ailleurs la respiration est accélérée, haletante, interrompue et entrecoupée, les muscles intercostaux, grands pectoraux et dor-saux se contractent avec force ; l'humérus et l'omo-plate sont portés en haut, par leurs élévateurs pour fournir à la contraction des premiers un point d'appui plus favorable ; l'action du diaphragme paraît suspendue.

Au milieu de ces symptômes dont l'intensité augmente souvent pendant plusieurs heures, le malade désire respirer un air froid ; il fait ouvrir les fenêtres, quelquefois même il s'y place, sa parole est embarrassée, brève ou supprimée ; il est tourmenté par une toux sèche ; sa figure est gonflée, livide ou pâle et retirée ; ses lèvres sont placées comme dans la succion ; ses yeux sont larmoyants ; quelquefois il éprouve des mouvements convulsifs, ou un engourdissement des membres, de la soif, des palpitations, des irrégularités dans le pouls, une distribution inégale de la chaleur qui augmente dans le tronc et diminue graduellement, la voix est plus libre, etc. ; le malade s'endort. A son réveil, il ne ressent plus qu'un peu de gêne dans la poitrine et de l'essoufflement par l'exercice. Dans quelque cas, l'attaque se borne là ; mais le plus souvent les mêmes symptômes se reproduisent pendant plusieurs nuits, à la même heure et cessent de la même manière.

Des intervalles d'un ou de plusieurs mois, quelquefois de plusieurs années séparent ces attaques ; le plus souvent elles se rapprochent par degrés.

Traitement : si on est d'un tempérament lymphatique.

Scrof et El R

Si on est Angioïtique

Ang. et El A

En cas de résistance, on aura dans les deux cas recours au C.

Bains hebdomadaires avec 40 grains de C^5.

Bronchite ou plus généralement **catarrhe
pulmonaire**. Cette affection consiste dans
l'inflammation de la membrane muqueuse qui ta-
pisse les ramifications bronchiques.

Le catarrhe pulmonaire se présente sous diverses formes ; les principales sont désignées par
les noms d'*aiguë* et de *chronique* : dans l'une et
l'autre, l'inflammation peut occuper une portion ou
la totalité des bronches.

Le *catarrhe pulmonaire* aigu se montre particulièrement dans les saisons froides et humides ;
dans les pays tempérés et septentrionaux, il attaque tous les âges, tous les tempéraments, toutes
les constitutions, les individus faibles et ceux qui
transpirent facilement y sont plus exposés.

L'impression du froid en est souvent la cause
occasionnelle. Il règne épidémiquement pendant
l'hiver.

Le catarrhe pulmonaire aigu est quelquefois
une affection très légère caractérisée seulement
par un peu de toux et l'expectoration de quelques
crachats, sans dérangement dans les autres fonctions. Mais dans d'autres cas, il offre une intensité
très grave. La toux est alors fréquente, répétée à
de courts intervalles, sous forme de quintes, qui
sont accompagnées de douleur déchirante, de chaleur dans toute la poitrine et spécialement derrière
le sternum, de la rougeur de la face, de douleur à

la tête et à l'épigastre, et quelquefois de vomitu-
ritions et de vomissements ; elle provoque l'expectoration de matières muqueuses, d'abord claires,
écumeuses, quelquefois mêlées de stries de sang,
puis de plus en plus opaques : hors le temps de
la toux, il reste dans la poitrine une douleur
vague et obscure, une sensation de chaleur, un
certain degré d'oppression ; une sorte de bruisse-
ment désigné sous le nom de râle muqueux, accom-
pagne souvent l'entrée et la sortie de l'air dans les
bronches ; ce bruit quelquefois appréciable à une
certaine distance, l'est toujours beaucoup mieux
par l'application immédiate de l'oreille sur la poitrine du malade, spécialement dans les points
affectés ; en même temps, la face est rouge, les
yeux injectés et souvent humides ; le malade est
obligé de garder le lit ; il est sans sommeil et sans
appétit, son pouls est fréquent, sa chaleur aug-
mentée, il est sensible au froid, a des sueurs fréquentes surtout au moment de la toux ; son urine
est rare et foncée.

Le *catarrhe pulmonaire chronique* est beaucoup
plus fréquent dans la vieillesse qu'aux autres épo-
ques de la vie. Tantôt il succède au catarrhe aigu et
tantôt il est primitif ; il est symptomatique de quelques maladies, de celles du cœur en particulier.

Les principaux symptômes sont une toux fréquente et grasse, l'expectoration facile ou labo-

rieuse de crachats opâques, blancs ou verdatres, rejetés en plus grande abondance le matin qu'aux autres moments du jour, et chez quelques individus un mouvement fébrile avec dépérissement progressif.

Traitement. Dans la bronchite aiguë ou catarrhe aigu, à l'intérieur Pett d'abord à dose ordinaire, puis si le mal résiste à des doses de plus en plus diminuées.

S'il y a accès de toux, 1 à 2 grains de Pett à sec sur la langue.

A l'extérieur, El R en compresses au creux de l'estomac.

2º Bronchite chonique.

Pett alterné avec Scrof.

Bains avec 50 à 60 grains de Scrof.

Constipation. — Etat d'une personne qui ne peut aller librement à la selle, ou qui n'y va que rarement, disparaîtra par l'usage du Scrof.

Lavements avec 10 grains de Scrof [5].

Diarrhée — Maladie caractérisée par des évacuations alvines et fréquentes et qui procède d'une inflammation de la muqueuse des intestins.

Traitement. — S ou A suivant constitution. Bains de C^5; Compresses de F^2 aux hypocondres; El R au plexus et au grand sympathique.

Digestions difficiles. — *Accidentelles.* — 1 à 2 grains Scrof. à sec sur la langue. Habituelles, — Scrof. alterné avec Canc. Lavements avec 1 à 2 grains de Canc. El R au sympathique.

Dyssenterie. — Inflammation des membranes intestinales caractérisée par la douleur du ventre et l'excrétion de mucosités le plus souvent sanguinolentes. Toutes les portions du conduit intestinal peuvent être affectées dans la dyssenterie, mais le rectum semble l'être presque toujours plus que le reste des intestins et quelquefois même exclusivement.

La dyssenterie se montre particulièrement dans l'été et dans l'automne, lorsque l'atmosphère est humide et offre des changements rapides dans sa température. Elle est plus commune dans les lieux bas et marécageux, exposés au sud et à l'ouest ; dans les camps, dans les prisons et parmi les individus de la classe indigente.

Quelques médecins ont considéré le froid humide comme la cause spécifique de la dyssenterie ; l'usage des aliments indigestes en est encore une des causes. On considère généralement aujourd'hui la dyssenterie comme contagieuse.

La dyssenterie succède quelquefois à la diarrhée ou à l'inflammation de quelque autre point des

membranes muqueuses. Son invasion est tantôt
lente et tantôt rapide ; elle a lieu avec ou sans
frisson ; quelquefois elle est marquée par un
sentiment de faiblesse dans le rachis. Une douleur
plus ou moins vive, souvent médiocre, quelquefois atroce se fait sentir dans l'abdomen et le plus
souvent dans la région du colon et de l'ombilic :
elle se propage dans le rectum où elle se concen-
tre. Là se fait sentir, presque sans aucune inter-
ruption, un poids incommode, avec chaleur
cuisante un besoin continuel et inutile d'aller à la
selle. L'excrétion des matières est laborieuse,
fréquente et les efforts les plus grands ne donnent
le plus souvent lieu qu'à l'expulsion d'une très
petite quantité de mucus.

Les matières expulsées sont semblables au
blanc d'œuf ou au frai de grenouille mêlé de globu-
les arrondis ou de lambeaux membraneux ; le
plus souvent, elles sont striées de sang, ou offrent
une teinte rougeâtre, uniforme. Dans quelques
cas, elles sont colorées en jaune ou en vert. Les
efforts pour aller à la selle augmentent le ténesme
plutôt qu'ils ne le modèrent, et la plupart des
malades éprouvent plus de douleur et de cuisson
à l'anus après qu'avant l'excrétion. Parmi les
phénomènes généraux qui accompagnent la dyssenterie, on remarque surtout l'abattement de la
physionomie, la pâleur de la face, la langueur de

l'attitude, la faiblesse, le mal de tête, l'insomnie, l'inappétence, la soif, le trouble des digestions, l'accélération du pouls, les frissons passagers (Ch).

Traitement préventif. — Régime hygiénique et frugal ; Scrof ou ang à dose ordinaire ; 1 grain de Feb à sec le matin.

Traitement Curatif. — D'heure en heure 1 grain d'*Ang* à sec sur la langue cela pendant la première journée, dès le deuxième jour arriver à la dose ordinaire, c'est-à-dire 1 grain dans un verre d'eau à prendre de 10 en 10 minutes.

Compresses sur une large bande de flanelle faisant le tour du corps avec l'Elect Blanche. Friction sur l'abdomen avec l'eau-de-vie de Ang (20 grains par 4 cuillerées à bouche.)

El R alternée avec J au sympathique.

Gastralgie. — Douleur d'estomac.

Voyez *embarras d'estomac, digestion* et *gastrite.*

Gastrite. — Inflammation de l'estomac.

Cette maladie se présente sous plusieurs formes, savoir : la *Gastrite* aiguë qui peut être ou *superficielle,* ou *profonde,* et la *Gastrite chronique.*

La *gastrite aiguë* peut survenir sous l'influence de causes obscures ou être produite par des phé-

noménes manifestes, notamment par l'introduction
de substances nuisibles dans l'estomac. Parmi ces
substances, les unes agissent par leur température très basse ou très élevée, par leurs propriétés chimiques : les acides, les alcalis concentrés,
les sels corrosifs sont dans ce cas. Les autres
agissent physiquement, soit à raison de leur vo-
lume, soit à raison de leur forme, d'autres enfin
par leurs propriétés stimulantes, tels que les
boissons vineuses, alcooliques, les poisons âcres,
les aliments altérés, les vomitifs ou les remèdes
stomachiques administrés mal à propos. Une
contusion sur la région épigastrique, surtout quand
l'estomac est rempli d'aliments, donne aussi quelquefois lieu à son inflammation. Ces diverses
causes, selon leur degré d'énergie, peuvent donner lieu à une gastrite intense ou légère.

Gastrite superficielle ou légère. —
Cette espèce de gastrite est quelquefois précédée
par un trouble léger dans les fonctions digestives ;
son invasion est ordinairement obscure.

Les symptômes principaux sont une douleur
légère à l'épigastre qui augmente par la pression,
par l'introduction des boissons et des aliments
dans l'estomac, la soif, l'inappétence, un mouvement fébrile très léger ou l'absence de fièvre.
L'inflammation dont l'estomac est alors le siége

se porte quelquefois sur la membrane muqueuse des intestins ou de l'œsophage et du pharynx.

2· La *gastrite intense* ou *phlegmoneuse* offre des symptômes beaucoup plus graves. Son invasion est quelquefois subite, marquée par des douleurs vives, continues, exacerbantes dans la région épigastrique d'où elles s'étendent dans le dos. Ces douleurs augmentent par l'abaissement du diaphragme dans la toux, dans l'inspiration, par la plus légère pression extérieure, par l'introduction des boissons.

A ce symptôme, se joignent une chaleur vive dans le lieu affecté, quelquefois une sorte d'intumescence, des nausées, des régurgitations inutiles, des vomissements de matières bilieuses ou muqueuses et des boissons ; le hoquet, une soif vive, l'ardeur de la gorge et la rougeur de la langue accompagnent souvent ces symptômes. Chez quelques sujets, la déglutition est rendue impossible par la sensibilité extrême du cardia.

Les symptômes généraux qui accompagnent la gastrite sont : l'altération de la physionomie qui exprime la douleur, la rougeur du visage, l'agitation extrême, la jactation continuelle, la faiblesse, le découragement, les plaintes, les soupirs, les contorsions des muscles de la face, une toux sympathique, la petitesse et la fréquence du pouls, l'élévation de la chaleur ; la sécheresse de la peau, la couleur foncée et la rareté de l'urine, et dans les cas les plus graves, le refroidissement du corps, le délire, les mouvements convulsifs.

Lorsque la gastrite est le résultat de l'introduction de substances corrosives, l'excoriation des lèvres, de l'intérieur de la bouche et du gosier se joint aux autres symptômes.

Traitement. — A l'intérieur S à la dose ordinaire et s'il ne peut être supporté, un grain à sec sur la langue d'heure en heure.

Lavements avec 10 à 15 grains de C. Bains de pieds avec 20 à 30 gouttes d'El R.

Indigestions. — Prévenues par l'usage du Scrof ; arrêtées à leur début par 1 ou 2 grains du même à sec sur la langue.

Les suites en seront détruites par C à la dose ordinaire.

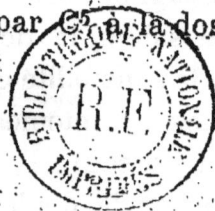

Nîmes. — Imp. LAFARE frères, place de la Couronne, 1

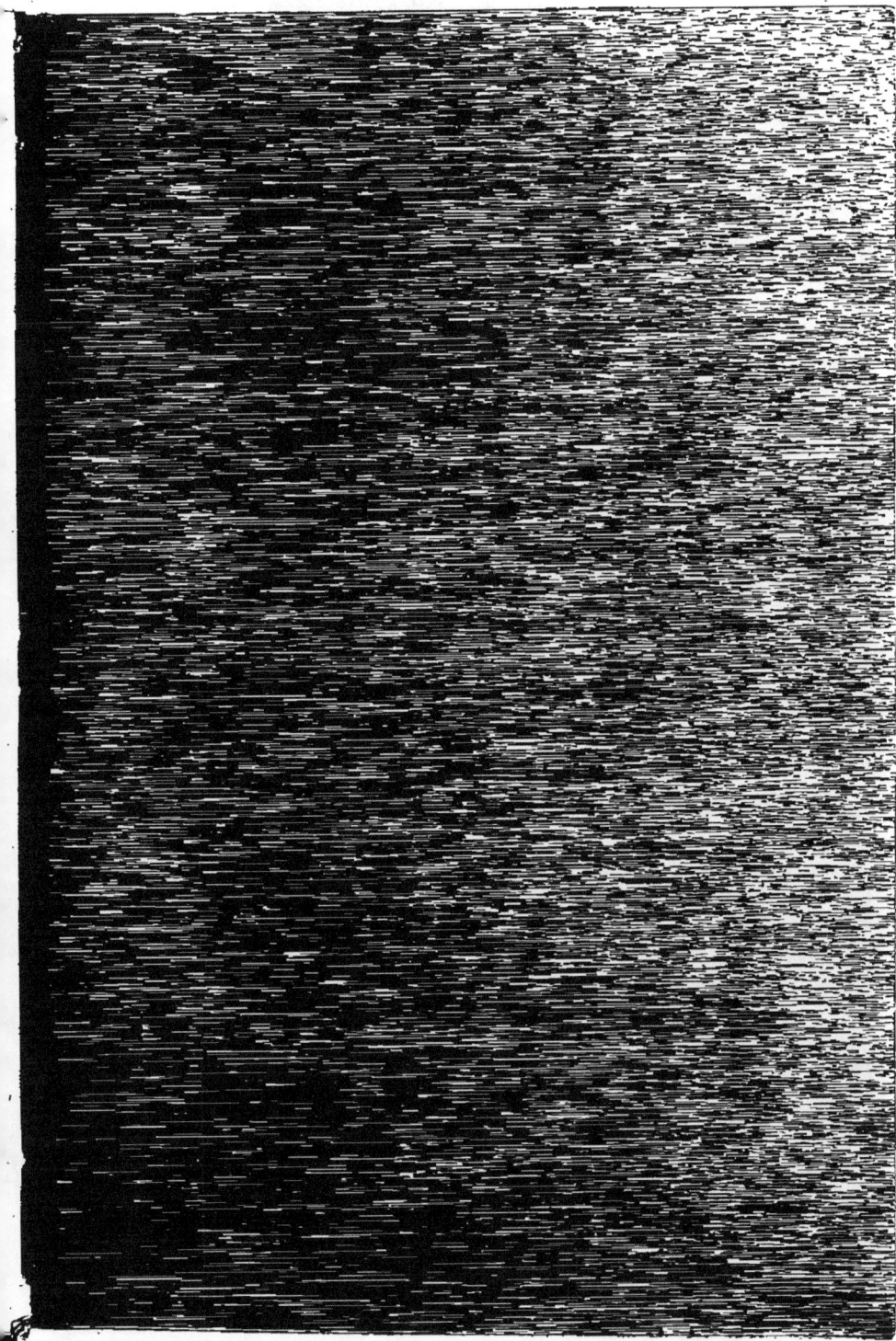

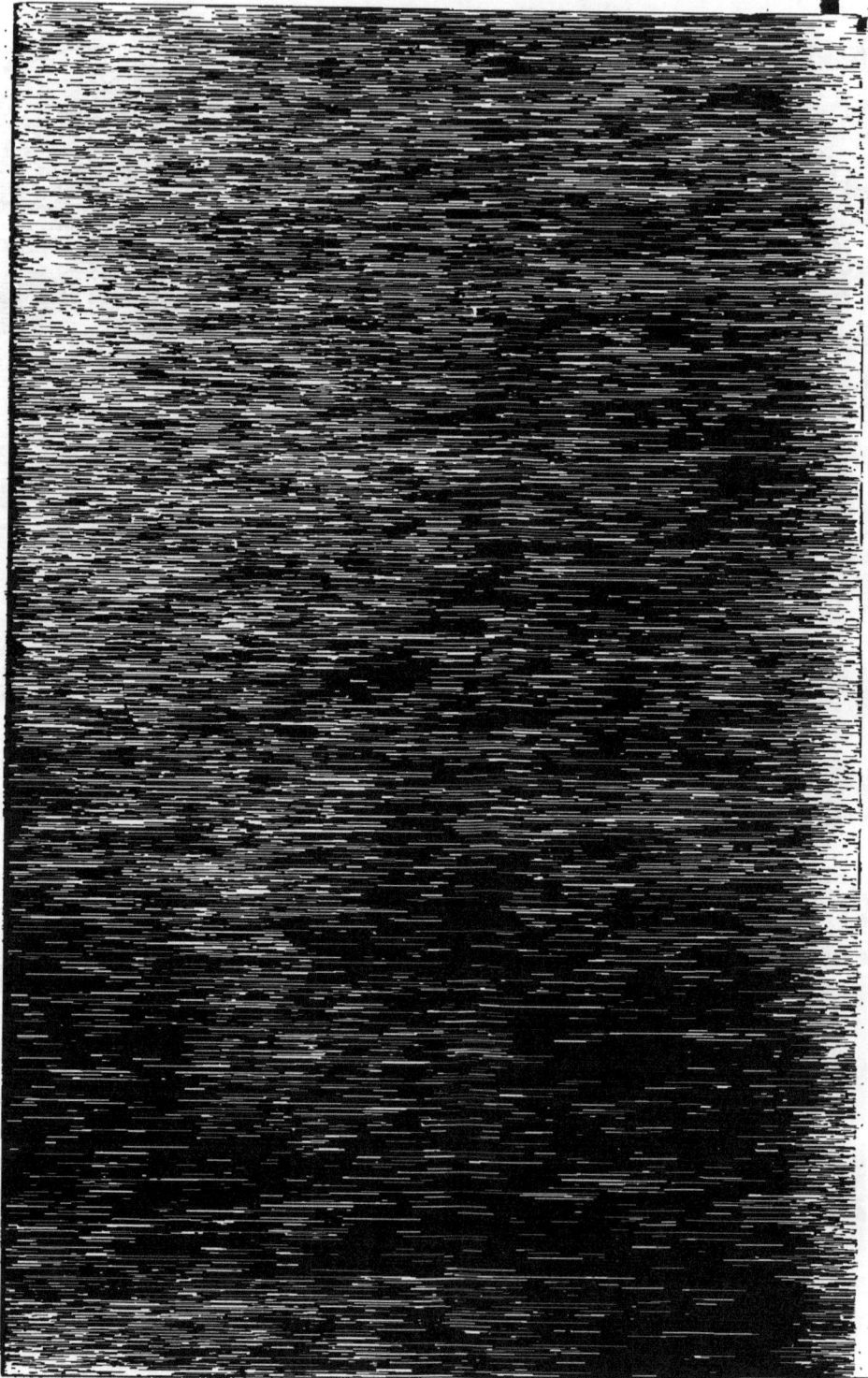

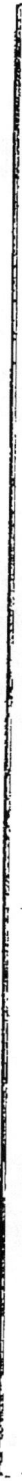

www.ingramcontent.com/pod-product-compliance
Lightning Source LLC
Chambersburg PA
CBHW071338200326
41520CB00013B/3024